DE LA VOIX CHEZ L'HOMME

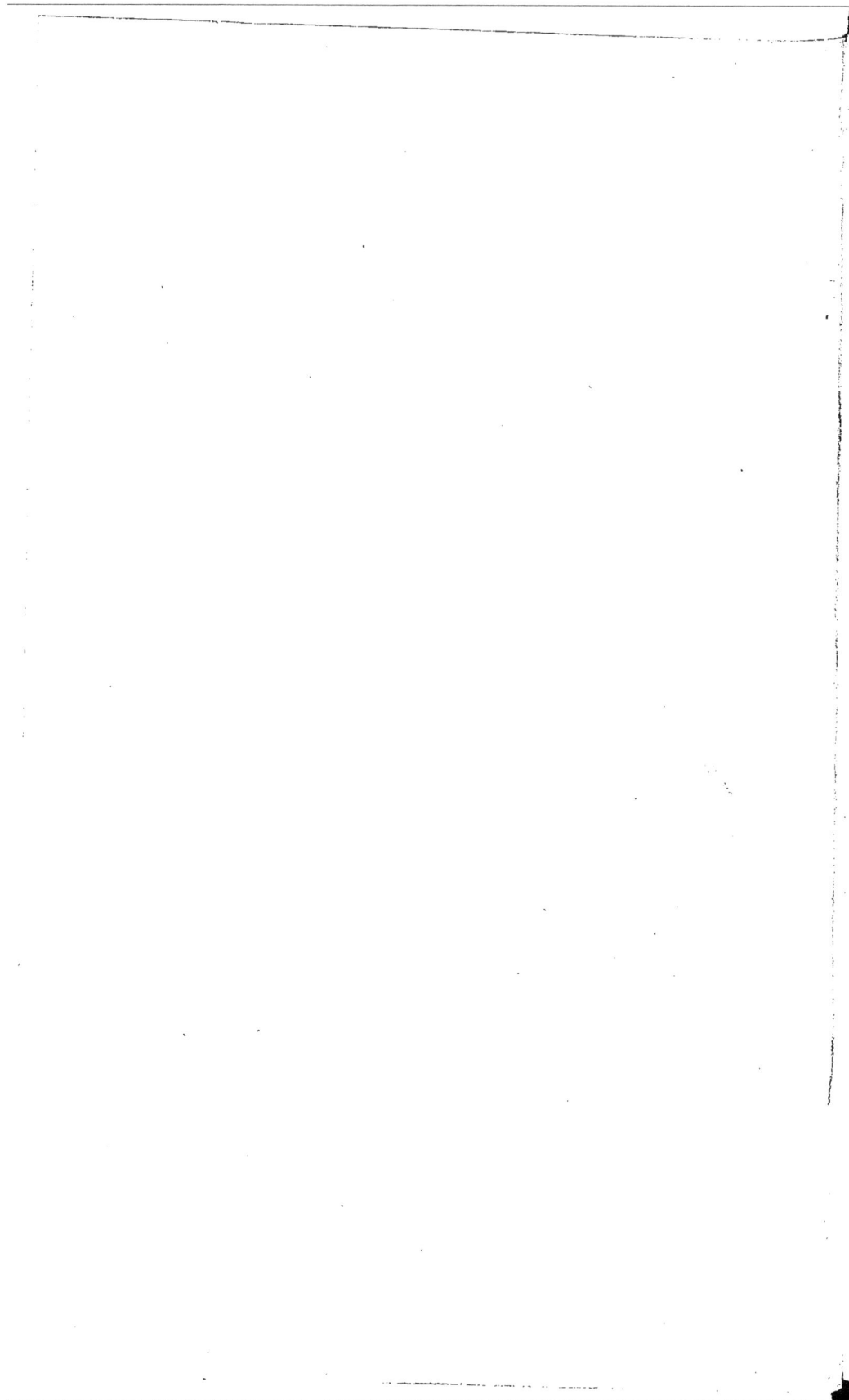

DE LA

VOIX CHEZ L'HOMME

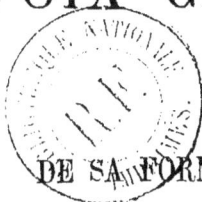

AU POINT DE VUE

DE SA FORMATION, DE SON ÉTENDUE

ET DE SES REGISTRES

PAR

Louis VACHER,

Docteur en médecine de la Faculté de Paris,
Aide-major stagiaire au Val-de-Grâce.

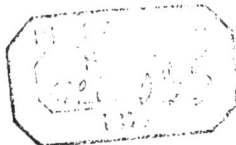

〰〰〰

Avec deux planches lithographiées

COMPRENANT 9 FIGURES.

〰〰〰

PARIS

G. MASSON, ÉDITEUR

LIBRAIRE DE L'ACADÉMIE DE MÉDECINE

BOULEVARD SAINT-GERMAIN, EN FACE DE L'ÉCOLE DE MÉDECINE

MDCCCLXXVII

DE

LA VOIX CHEZ L'HOMME

AU POINT DE VUE

DE SA FORMATION, DE SON ÉTENDUE

ET DE SES REGISTRES

AVANT-PROPOS.

Pendant le cours des études de chant et de déclamation lyrique que j'ai faites au Conservatoire de Lyon, en 1873 et 1874, puis au Conservatoire de Paris, en 1875, je me suis persuadé de plus en plus que la physiologie de la voix, dont se sont occupés tant d'hommes éminents, présentait un champ immense aux observations les plus intéressantes et aux expériences les plus variées. Il m'a semblé que si beaucoup avait été dit sur cette question, beaucoup restait encore à dire, et qu'il me serait peut-être possible, en relatant mes propres expériences sur moi-même et sur quelques camarades complaisants, de contribuer, dans une bien faible part, il est vrai, à l'étude de cette science si remarquable, si parfaite dans ses moindres détails, qu'on nomme la physiologie de la voix humaine.

Les limites de ce travail ne me permettront pas d'envisager la question sous toutes ses faces, ni de donner à chacune le développement que je voudrais : aussi, je me bornerai à traiter un seul point de vue, me réservant de continuer et d'approfondir ces études, vers lesquelles me dirigent mes aptitudes et mon goût.

CHAPITRE I. — Après avoir tracé un rapide aperçu de l'anatomie du larynx, et avoir décrit le rôle physiologique de chaque muscle.

CHAPITRE II. — Je donnerai un rapide coup d'œil à l'historique, que le temps ne m'a pas permis de traiter en détail.

CHAPITRE III. — J'exposerai ensuite la théorie généralement admise de la voix, puis les modifications que me portent à y faire subir mes propres expériences, basées sur la physique et les récentes découvertes laryngoscopiques.

CHAPITRE IV. — Je traiterai de l'étendue de la voix d'homme, consacrant un chapitre à la définition claire et précise de certains termes employés à tout moment et sur la signification desquels les médecins, eux-mêmes, sont en désaccord.

CHAPITRE V. — Je consacrerai un chapitre entier

à l'article *Respiration*, qui me paraît avoir une grande importance dans la question qui m'occupe. J'étudierai les différents modes respiratoires et leur influence sur le timbre, la force et la durée du son vocal.

CHAPITRE VI. — Viendront ensuite quelques pages sur les résonneurs ou résonnateurs, d'où dépend la sonorité et le timbre, comme l'a si bien fait voir Helmholtz, dans ses remarquables travaux sur l'acoustique, auxquels je renvoie, ne pouvant donner à mon sujet autant de développements.

CHAPITRE VII. — Je terminerai enfin par la question si controversée des registres, de leur enchaînement et de leur étendue.

CONCLUSIONS. — Pour conclure, je m'appuierai sur les expériences que j'ai faites, de concert avec mon collègue et ami le Dr Martel, ancien élève du Dr Isambert, qui a bien voulu mettre à ma disposition ses connaissances et son contrôle pour enregistrer le résultat de mes recherches. Il m'a été possible, vu l'étendue de ma voix, dont les deux régistres s'étendent du *sol*¹ au *sol*⁵, de produire sur moi-même des modifications glottiques et vocales, qui n'ont pas encore été enregistrées par la science, et qui, je l'espère, présenteront quelque intérêt. C'est donc à mon propre point de vue que je me placerai, en relatant les expériences faites sur moi-même.

J'ai la satisfaction d'avoir mis à mes recherches toute la conscience et toute la persévérance que réclamait une étude si fertile et si agréable, et je m'estimerai heureux si je réussis à faire naître dans l'esprit le désir d'apprendre la musique et la science de la voix.

Qu'il me soit permis de remercier ici M. le Dr Villemin, professeur au Val-de-Grâce, mon premier maître dans l'étude laryngoscopique; M. le Dr Carlet, de la Faculté des sciences de Grenoble, à l'obligeante bonté desquels je dois la direction de mes travaux ;

M. le professeur Gavarret, qui a bien voulu accepter la présidence de ma thèse, après m'avoir aidé de ses excellents conseils.

Je regrette de ne pouvoir attendre la publication des récents travaux de cet éminent professeur, où j'aurais sans doute puisé de précieux documents pour cette étude.

Je remercie aussi tout particulièrement M. le Dr Charvot, aide-major, au Val-de-Grâce, à l'habile crayon duquel je dois les figures qui représenteront les modifications glottiques que j'ai enregistrées dans mes expériences.

CHAPITRE PREMIER.

Anatomie intrinsèque du larynx.

Je n'ai pas la prétention de donner ici une description anatomique du larynx. Je renvoie, au contraire, le lecteur aux savants traités du professeur Paulet, du Val-de-Grâce, et du professeur Sappey. Je ne veux que rappeler quelques dispositions particulières des muscles et des cartilages, afin qu'on puisse plus facilement se rendre compte des modifications glottiques qui font le sujet de cette étude.

Lorsqu'on examine la cavité du larynx, on voit une portion rétrécie qui varie de dimension suivant l'action des muscles intrinsèques ; cette portion se nomme glotte, la partie qui lui est supérieure porte le nom de vestibule de la glotte ou partie sus-glottique. Celle qui lui est inférieure, de sous-glottique, et se continue avec la trachée. La glotte, proprement dite, est l'espace compris entre les deux rubans ligamenteux qu'on nomme cordes vocales inférieures. La planche 1 représente la glotte dans les quatre formes qu'elle peut prendre lorsqu'elle s'ouvre ou se contracte sans entrer en vibration.

Elle ressemble à un losange formé de deux triangles adossés par leur base. Le premier, antérieur, représente la glotte vocale; le second, postérieur, beaucoup plus petit, la glotte respiratoire. La glotte vocale finit à l'insertion des ligaments vocaux aux cartilages aryténoïdes, la glotte respiratoire ou espace inter‑aryténoïdien, comprend l'espace qui s'étend entre les deux aryténoïdes et le cricoïde.

Les cordes vocales inférieures, ou vraies, qui limitent l'espace glottique, s'attachent, en avant, à la partie moyenne de l'angle rentrant du cartilage thyroïde, à 3 ou 4 millimètres en dessous des cordes vocales supérieures ou fausses.

Elles se touchent à leur origine en se fixant sur un très‑petit noyau cartilagineux, puis vont s'attacher à l'angle antérieur des cartilages aryténoïdes, de manière à pouvoir, en vertu de la rotation de ces derniers, s'accoler et produire l'occlusion complète de la glotte vocale ou des deux parties de la glotte.

Je ne parlerai point de l'articulation des cartilages thyroïde et cricoïde, mais seulement de celle de ces derniers avec les aryténoïdes, après avoir rappelé la conformation de ceux-ci.

Les cartilages aryténoïdes, au nombre de deux, ont la forme d'une petite pyramide triangulaire, recourbée d'avant en arrière sur son axe, à la manière d'un bec d'aiguière, ce qui leur a valu leur nom (αρυταινα).

On peut leur considérer trois faces, une base et un sommet. La face postérieure concave répond au muscle aryténoïdien. La face antéro-externe convexe est creusée de deux fossettes, séparées par une crête mousse.

L'inférieure donne attache au muscle thyro-aryténoïdien et la supérieure aux cordes vocales supérieures. La face interne plane, moins étendue que les précédentes, est recouverte par la muqueuse, et limite la glotte respiratoire ou espace interaryténoïdien.

La base des cartilages aryténoïdes présente une facette elliptique et concave, dont le grand axe, oblique en arrière et en dehors, croise à angle droit le grand axe de la facette, également elliptique du cartilage cricoïde.

De cette base naissent deux apophyses; l'une, postérieure et externe, moins saillante, mais plus volumineuse, et formant une sorte de tubercule; l'autre, antérieure et interne, qui se termine en pointe.

L'apophyse externe ou tubercule du cartilage aryténoïde, donne attache aux muscles crico-aryténoïdiens, l'antérieure qui pénètre par sa pointe dans l'épaisseur des cordes vocales inférieures donne attache aux ligaments thyro-aryténoïdiens inférieurs.

Leur sommet est surmonté des cartilages corniculés de Santorini, qui reproduisent en petit la forme des cartilages aryténoïdes.

L'articulation crico-aryténoïdienne se trouve donc composée : du côté du cartilage cricoïde, par une facette oblique de haut en bas, d'arrière en avant, et

de dedans en dehors; du côté du cartilage aryténoïde par une facette oblongue et concave, dont le
sens est perpendiculaire à la précédente.

Elles sont unies par un ligament capsulaire plus
fort en dedans, où il adhère à la muqueuse laryn-
gée, presque nul en dehors, où les muscles crico-
aryténoïdiens, par leur attache à l'apophyse externe,
le suppléent en quelque sorte. Une synoviale très-
lâche tapisse la surface interne des ligaments.

Les mouvements de cette articulation sont très-
importants. Les cartilages aryténoïdes ont un mouvement de rotation sur leur axe, en vertu duquel
les apophyses antérieures se portent tantôt de dedans en dehors, tantôt de dehors en dedans.

Ces mouvements, qui les rapprochent ou les éloignent, rétrécissent ou élargissent la glotte.

Dans l'épaisseur des deux cordes vocales inférieures, il existe une lame fibreuse à la tension de
laquelle elles sont redevables de la propriété qu'elles
possèdent de vibrer au contact de l'air. Elles s'étendent du cartilage thyroïde aux cartilages aryténoïdes
et portent le nom de ligaments thyro-aryténoïdiens
inférieurs (Pl. 1, fig. 1, 2, 3, 4).

Les ligaments des cordes vocales supérieures sont
minces et cependant résistants. Ils ne nous occuperont pas, et l'on en comprend facilement la raison.
Les cordes vocales supérieures, en effet, forment un
triangle beaucoup plus grand que celui des cordes
vocales inférieures, qui est inscrit dans le premier :

aussi, seules elles sont mises en vibration par le courant d'air qui n'atteint les supérieures que secondairement. Elles ne jouent donc que le rôle de résonnateur, ainsi que les ventricules de Morgagni qu'elles limitent.

MUSCLES.

Les muscles du larynx se divisent en muscles extrinsèques et muscles intrinsèques. Je me bornerai à tracer une description aussi succincte que possible de ces derniers. Ils sont au nombre de 11, 5 pairs et 1 impair.

Dans ces derniers mois (septembre 1876), le professeur Rudinger a signalé l'existence d'un muscle qui serait distinct du thyro-aryténoïdien supérieur et qui a été mentionné aussi par Ruhlmann.

Situé dans l'épaisseur de la paroi moyenne du ventricule de Morgagni, placé immédiatement au-dessous de la muqueuse, il s'insère en arrière, à la corne antéro-latérale du cartilage aryténoïde, puis se porte en haut et en avant, pour aboutir au côté latéral et supérieur de l'épiglotte où ses fibres se perdent. Je n'ai point trouvé ce muscle, qui ne me paraît pas avoir une importance marquée. Du reste, son action physiologique n'a pas encore été déterminée. Je mentionne son existence comme nouvelle découverte anatomique

Muscle crico-thyroïdien.

Ce muscle, allongé d'avant en arrière, s'attache inférieurement à la partie concave du cartilage cricoïde, puis se porte vers le cartilage thyroïde en suivant une ligne d'autant plus oblique en haut et en arrière que ses fibres sont plus internes. Elles s'insèrent, les unes à son bord inférieur qu'elles recouvrent, et la plupart des autres à sa face interne. Celles qui forment le bord inférieur du muscle, presque horizontales, s'attachent à toute la partie antérieure, et plusieurs semblent se continuer avec les fibres correspondantes du constricteur inférieur du pharynx.

Action. — Les crico-thyroïdiens ont pour action do faire basculer le cartilage thyroïde sur le cricoïde en rapprochant ces deux cartilages en avant, et les écartant en arrière. De cet écartement résulte l'allongement et la tension des cordes vocales. Ces muscles sont donc essentiellement tenseurs des cordes vocales et accessoirement constricteurs de la glotte, comme l'a parfaitement démontré Longet.

Muscle crico-aryténoïdien postérieur.

Situé à la partie postérieure du cartilage cricoïde, épais, aplati et triangulaire, il s'insère en bas à une fossette spéciale située sur la face postérieure du cartilage cricoïde. Les fibres se dirigent en haut et en dehors et convergent pour aller s'attacher par un petit tendon au tubercule du cartilage aryténoïde, en arrière du crico-aryténoïdien latéral.

Action. — Ces muscles, en se contractant, impriment aux cartilages aryténoïdes un mouvement de rotation, en vertu duquel leur apophyse antérieure se porte en dehors, de sorte que les cordes vocales s'éloignent par leur partie postérieure.

En outre, ils inclinent en dehors et en arrière le sommet de ces cartilages d'où il suit que leur apophyse antérieure s'élève en même temps qu'elle se porte en dehors, que les cordes vocales inférieures se rapprochent des supérieures et que la portion horizontale des ventricules se rétrécit.

Les crico-aryténoïdiens postérieurs sont donc à la fois dilatateurs de la glotte, tenseurs des cordes vocales inférieures et constricteurs des ventricules.

Muscle crico-aryténoïdien latéral.

Il est situé sur les parties latérales du pharynx ; aplati et triangulaire, il s'insère sur le bord supérieur du cartilage cricoïde, puis ses fibres se portent obliquement en haut et en arrière pour aller s'attacher au tubercule des cartilages aryténoïdes, en avant du point d'insertion des crico-aryténoïdiens postérieurs.

Action. — Je ne pourrais mieux la définir que ne

l'a fait Albinus, qui s'exprime ainsi (1) : « Ces muscles attirent en avant les cartilages aryténoïdes et leur impriment en même temps un mouvement de rotation, en vertu duquel, lorsqu'ils se contractent ensemble, les apophyses antérieures des deux cartilages se portent l'une vers l'autre, jusqu'à ce qu'elles soient très-rapprochées ou tout à fait contiguës. Et pendant qu'elles se rapprochent ainsi, les cartilages divergent en arrière, d'où il suit que la partie antérieure de la glotte, c'est-à-dire celle qui est au devant des cartilages, se rétrécit, puis se ferme complètement, et que la postérieure, comprise entre ces deux cartilages, devient plus étroite en avant par le fait de leur rapprochement, plus arrondie en arrière et plus courte. Ces muscles sont donc constricteurs de la glotte. »

Après avoir été fortement combattue, cette opinion a fini par être complètement adoptée depuis les expériences de Longet (2).

Muscle thyro-aryténoïdien.

Ce muscle est situé dans l'épaisseur des cordes vocales inférieures. Il s'insère en avant sur la moitié inférieure de l'angle rentrant du cartilage thyroïde, sur le bord inférieur de ce cartilage, sur la partie la plus élevée du ligament crico-thyroï-

---

(1) B.-S. Albinus. Hist. musc , 1731, p. 258.
(2) Longet. Physiologie, t. 1.

dien moyen. Les fibres inférieures se dirigent de là vers la fossette inférieure des cartilages aryténoïdes, sur laquelle elles s'insèrent; les moyennes, très-minces, vers le bord externe de ces mêmes cartilages, et les supérieures vers la partie postérieure des replis aryténo-épiglottiques.

Action. — Leur action diffère peu de celle des crico-aryténoïdiens latéraux; mais elle est plus énergique.

Albinus l'exprimait ainsi : « Les thyro-aryténoïdiens agissent de la même manière sur les aryténoïdes, qu'ils attirent en avant, en les faisant tourner de même sur leur axe. C'est pourquoi ils resserrent aussi la partie antérieure de la glotte, mais davantage et plus fortement, et ne laissent à la partie postérieure qu'un espace plus court et plus étroit. »

Muscle aryténoïdien.

Ce muscle, situé en arrière des aryténoïdes, est impair et symétrique; il se divise en trois faisceaux. Les deux premiers, depuis Eustachi, se nomment aryténoïdiens obliques; le troisième, aryténoïdien transverse. Les aryténoïdiens obliques naissent à la partie postérieure du tubercule des cartilages aryténoïdes, se croisent en se portant en haut, et vont s'attacher à la partie la plus élevée du cartilage opposé. Ces deux faisceaux présentent souvent des variétés d'entrecroisement et d'origine.

Vacher.   **2**

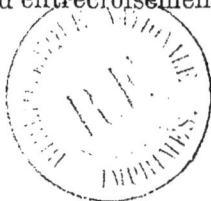

L'aryténoïdien transverse, plus volumineux que les obliques, offre une disposition très-simple; ses fibres s'étendent du bord externe d'un cartilage au bord externe du cartilage opposé.

Action. — Ce muscle est constricteur de la glotte, car, en se contractant, il rapproche les deux cartilages, comme l'a encore démontré Longet dans ses remarquables expériences.

Quant au muscle aryténo-épiglottique dont l'existence est constante, il existe dans l'épaisseur des replis aryténo-épiglottiques. Il s'insère par son extrémité postérieure au sommet des cartilages aryténoïdes, et par son extrémité antérieure il se fixe aux bords de l'épiglotte. Son action est très-simple; il rétrécit, en se contractant, l'orifice supérieur de larynx et du vestibule de la glotte.

Je me bornerai à ces quelques notions sur l'insertion et l'action des muscles intrinsèques du larynx, renvoyant le lecteur pour les vaisseaux et les nerfs aux traités d'anatomie que j'ai déjà cités. J'aborde de suite la question proprement dite de la formation de la voix.

CHAPITRE II.

Aperçu historique de la théorie de la formation de la voix.

Le cadre de cette étude ne me permet pas de passer en revue toutes les théories qui ont été données de la formation de la voix. Je regrette beaucoup de ne ne pas pouvoir donner aujourd'hui un historique complet de la question, ou même un index bibliographique qui demanderait un travail très-considérable à lui seul, et que le temps ne m'a pas permis d'entreprendre. Mais il me paraît utile de remonter au père de la médecine, dont les notions étaient bien imparfaites, et de suivre rapidement jusqu'à nos jours, les développements de la question.

Je renvoie, pour plus de détails, aux ouvrages des docteurs Fournié et Mandl, dans lesquels ce sujet est traité longuement.

Les connaissances anatomiques sur le larynx commencent à se dessiner avec Galien. Après lui il faut arriver à Fabrice d'Aquapendente, pour trouver un auteur qui se soit occupé sérieusement de la question, puis Mersenne en 1588 ; Perrault (Traité du bruit, (1613), Dodart, son élève, fait faire de grands progrès à la question. Il compare la glotte à une flûte et à une anche tout à la fois. Je men

tionne Ferrein et Dutrochet, Geoffroy Saint-Hilaire.
J'arrive à Savart qui est un de ceux qui ont con-
tribué le plus aux progrès de l'acoustique et qui a
laissé un mémoire sur la voix. Viennent ensuite
Bennati, Cagniard de Latour, Columbat de l'Isère;
Muller, dont les travaux sur le mécanisme de la
voix sont de ceux qui font autorité dans la science;
sa théorie a été longtemps adoptée par la plupart
des physiologistes; en même temps que lui, Longet,
Bataille, puis enfin, de nos jours, Helmhotz, Fournier, Donders, Mandl, Béclard, Gavarret, qui enri-
chissent encore chaque année la science de leurs
découvertes et de leurs remarquables travaux. Je
regrette de ne pouvoir retracer en détail la théorie
de tous ces savants, mais je vais exposer en quelques pages les idées de Muller, Fournier, Mandl,
Béclard. Comme je l'ai dit précédemment, je regrette de ne point connaître les travaux de M. Gavarret, qui paraîtront prochainement.

Muller, dans un ouvrage très-remarquable où il
étudie particulièrement le fonctionnement et l'anatomie des muscles intrinsèques, affirme que : « l'organe vocal est une anche à deux lèvres membraneuses
dont les vibrations sont la cause principale du son. La
hauteur du son dépend de la largeur et de la longueur
de l'orifice glottique : l'élargissement rend le son plus
grave, le rétrécissement plus aigu sans changement
dans la tension des cordes vocales. La tension des
languettes, le raccourcissement de leur partie vi-

brante, la force plus grande du souffle font monter
le son ; le plus ou moins d'étroitesse de l'orifice à tension égale des cordes vocales n'exerce pas
d'influence notable sur l'élévation du son. La différence essentielle des deux registres consiste en ce
que les bords des cordes vocales vibrent seuls dans
les sons de tête, tandis que dans ceux de poitrine,
les cordes entières exécutent des vibrations rapides
et à grandes excursions. » Je me réserve de mon-
trer, par mes expériences, ce qui me paraît contes-
table de ces conclusions.

Fournié, après lui (1866), admet que la voix de
poitrine est formée par l'action simultanée de trois
puissances : 1° tension des rubans vocaux en longueur ; 2° tension de ces mêmes rubans dans le sens
de leur épaisseur ; 3° modification de la longueur de
la partie vibrante ; et qu'il résulte de l'action simultanée de ces trois forces différentes que les modifications nécessaires pour la production des tons sont
à peu près inappréciables, et que dans presque toute
l'étendue de ce registre, l'ouverture de la glotte con-
serve une longueur suffisante, pour donner aux
sons qu'elle produit le volume, la sonorité grande
qui les caractérisent. « La voix de fausset est formée
par les mêmes agents que nous avons vus présider
à la production du registre de poitrine ; mais les
procédés qu'ils mettent en action et la disposition
qu'ils donnent à l'organe sont tout à fait différents
dans les deux registres. Dans la voix de fausset

ces trois actions exercent leur influence sur un organe dont les dimensions se trouvent considérablement diminuées. La formation des tons est due : 1° au rétrécissement progressif de l'anche, effectué par la contraction croissante des muscles thyro-aryténoïdes ; 2° à la tension en longueur par les muscles crico-thyroïdiens. Dans ce registre l'action principale pour la formation des tons consiste dans l'occlusion progressive. L'anche étant déjà très-petite, les degrés de cette occlusion n'ont pas besoin d'être très-sensibles pour modifier le ton ; aussi la vocalisation est-elle dans ce registre, plus souple, plus facile qu'avec le registre de poitrine. » Mais il ajoute une particularité que je ne puis admettre, car mes expériences, de ce côté, ont toujours été la négation de ce qu'il exprime en ces termes : « La base de la langue prend, dans l'émission de la voix de fausset, une position particulière qu'il n'est pas possible de changer sans faire perdre à ce registre le timbre qui le caractérise. Elle se porte en arrière de manière à rétrécir le diamètre du tuyau vocal et à refouler l'épiglotte sur l'orifice laryngien. » Qu'elle se porte parfois en arrière, je l'accorde, mais que son déplacement ôte à la voix de fausset son caractère, je ne puis l'admettre. La position de la langue n'influe en rien sur la voix de fausset, elle peut, pendant l'émission du même son, être portée en avant, en arrière, sur les côtés, sans mo-

difier sensiblement la couleur du son, s'il m'est
permis de me servir de cette expression.

Fournié admet aussi l'existence d'une troisième
voix, improprement appelée voix mixte et qui serait caractérisée par une glotte très-longue, mesu-
rant tout l'espace compris entre le thyroïde et le
bord supérieur du cricoïde. Son diamètre transversal est également plus considérable que dans les
autres registres. Cette disposition résulte de l'action
modérée des muscles crico-aryténoïdiens latéraux
et thyro-aryténoïdiens.

« La formation des tons est due exclusivement
aux forces tensives tant extérieures qu'intérieures,
aidées par l'intervention spéciale d'un muscle qui,
en dilatant légèrement la glotte en arrière, exerce
une légère tension sur les rubans vocaux ; nous
voulons parler des muscles crico-aryténoïdiens. »

Telle est la théorie de Fournié à laquelle on peut
faire plusieurs objections, mais qui était il y a quelques années un grand pas vers celle admise aujour-
d'hui.

Mandl 1872 (Traité des maladies du larynx) admet,
au contraire, que la voix de poitrine est une série
de sons donnés par la glotte lorsqu'elle est ouverte
dans toute sa longueur, et que la voix de tête est
une série de sons donnés par la glotte, lorsqu'elle
est ouverte seulement dans la portion ligamenteuse
et que l'orifice intercartilagineux se trouve par
conséquent complètement fermé. Pour la voix mixte

il admet qu'un certain nombre de sons, les plus
élevés du registre inférieur et les plus graves du
registre supérieur, ont la même tonalité, et qu'ils
constituent la voix mixte.

Béclard, (article Larynx, Dictionnaire Dechambre). Dans le remarquable article sur le larynx publié dans le grand dictionnaire encyclopédique des
sciences médicales, M. le professeur Béclard donne
une description très-détaillée des articulations et
des muscles de larynx. Je citerai seulement une
partie de la description qu'il donne du muscle
thyro-aryténoïdien. Aux trois faisceaux admis par
tous les anatomistes, le faisceau thyro-aryténoïdien interne, faisceau thyro-aryténoïdien externe,
faisceau aryténoïdien, il ajoute trois faisceaux
accessoires, qu'il désigne sous les noms de ary-
membraneux oblique, ary-membraneux droit, thyro-
membraneux. Il donne ensuite de grands détails
sur leur forme, leur direction; passant à l'action des
faisceaux : « Ils ont d'abord, dit-il, une action commune avec les crico-aryténoïdiens latéraux et l'ary-
aryténoïdien. Ils concourent avec eux à placer la
glotte dans les conditions de la phonation, c'est-à-
dire qu'ils contribuent pour leur part au rapprochement des cordes vocales inférieures. De plus
leur contraction étant accompagnée du gonflement
du muscle, ils augmentent, au moment où ils se
contractent, l'épaisseur de la corde vocale inférieure
et modifient les conditions physiques des parties

vibrantes. Ce qui distingue l'anche vivante de
toutes les anches possibles, même des anches membraneuses élastiques, qui ne se tendent qu'en s'a-
mincissant. » Les trois faisceaux accessoires qui se
distribuent dans l'épaisseur des parois du vestibule
sus-glottique ont pour effet de donner à ces parois,
au moment de l'émission du son, une rigidité qui
transforme les parois membraneuses en parois plus
résistantes, plus accessibles, par conséquent, aux
vibrations communiquées par les parties où se
forme le son.

Plus loin, je signale le paragraphe suivant qui
me paraît être un point d'appui précieux pour la
théorie que je veux soutenir. « Les muscles phona-
teurs par excellence, c'est-à-dire les crico-thyroïdiens et les thyro-aryténoïdiens agissent, ainsi que
nous l'avons dit, sur la tension, la longueur et
l'épaisseur des cordes vocales inférieures. Il faut
dire que la tension bien plus que la longueur, (qui
en définitive ne peut varier que dans des limites
peu étendues) représente l'élément essentiel de la
production des tons de la voix. »

On soutient que l'allongement des cordes vocales
inférieures, déterminé par la contraction des muscles
crico-thyroïdiens, peut être du quart de la longueur
moyenne de ces cordes.

Quant à la tension elle-même, il importe de se
rappeler qu'elle peut être passive ou active : active
lorsque les rubans vocaux se tendent eux-mêmes

en vertu de la contraction des muscles qui entrent dans leur composition, passive lorsque les rubans vocaux sont tendus par les muscles qui les allongent.

Ces deux modes de tension sont très-différents. Dans la tension active (contraction des thyro-aryténoïdiens), la partie musculaire de la corde vocale est tendue tandis que la partie ligamenteuse élastique ne l'est pas.

Dans la tension passive (contraction des crico-thyroïdiens), les fibres ligamenteuses élastiques sont tendues, la partie musculaire de la corde ne l'est pas. On conçoit dès lors que les rubans vocaux tendus par allongement peuvent produire d'autres tons que les rubans vocaux tendus sans allongement dans leur longueur.

Mais si la couche musculaire inférieure se tend en même temps qu'a lieu la tension de la partie fibreuse élastique, alors les conditions de la corde sont tout autres et toute une série nouvelle de tons peut se produire. On conçoit comment, dans cette combinaison, de faibles changements de longueur peuvent suffire à une échelle diatonique relativement étendue.

Tel est le résumé, trop succinct malheureusement, des derniers travaux publiés sur la formation de la voix.

Je ne me permettrai pas de porter un jugement sur toutes ces théories, je n'ai pas autorité pour cela. Je me bornerai simplement à dire que c'est à mesure que la connaissance de l'anatomie du larynx est parvenue à ce degré de perfection qu'elle a atteint aujourd'hui, que le jour s'est fait sur ces questions et que les observateurs ont pu rendre compte en partie des phénomènes multiples de la voix humaine.

CHAPITRE III.

De la voix, de sa formation.

Après ces quelques notions historiques j'aborde directement le but principal de cette étude.

Je définirai la voix : un son produit par le passage de l'air à travers un organe particulier appelé glotte qui représente une anche dont les lèvres sont modifiables par l'action musculaire : Je propose cette définition comme le résumé de toutes celles données jusqu'à ce jour. Elle entraînerait, pour être expliquée, à une foule de propositions qu'on trouve toutes exposées dans les traités de physiologie. Tout le monde admet aujourd'hui que le larynx est un instrument à anche mis en vibration par l'air. Comment donc fonctionne cet instrument si merveilleux ? C'est ce que je vais m'efforcer d'exposer le plus clairement possible en relatant les expériences que j'ai faites sur moi-même.

L'anatomie du larynx nous étant connue, la constitution des cordes vocales, leur tension progressive au moyen des muscles intrinsèques, leur rapprochement par la rotation des aryténoïdes, voyons ce ce qui se passe lorsque nous émettons un son quelconque.

Avant la découverte du laryngoscope, il était bien difficile de le dire, et cette difficulté avait donné lieu à cette multitude de théories, toutes plus fausses les unes que les autres. Mais avec lui plus de doute. Après une étude sérieuse et prolongée, après s'être rendu familier le maniement de ce puissant moyen d'investigation, il est facile de se rendre compte de tous les phénomènes auxquels donne lieu le passage de l'air dans la glotte et la contraction ou le relâchement des muscles du larynx.

Voici les conclusions auxquelles m'ont conduit mes expériences et voici ces expériences elles-mêmes, contrôlées et enregistrées par mon collègue le docteur Martel.

La voix humaine se divise en deux registres bien distincts : voix de poitrine et voix de tête. Ces deux dénominations sont impropres, parce que ces voix dont le mécanisme diffère peu ne prennent pas du tout naissance dans la poitrine, ni dans la tête, ni dans la pharynx, ni dans les fosses nasales. D'autres physiologistes, Fournié par exemple, admettent un troisième registre, la voix mixte, et veulent assigner à cette voix une formation particulière. Je ne m'arrêterai pas à discuter leur opinion que les travaux les plus récents ont mise en doute, et dont je n'ai pas réussi à me rendre compte. Cependant je dirai quelques mots de l'idée que je me fais à moi-même de cette prétendue voix mixte qui n'est que la voix de poitrine, atteignant dans certaines notes un minimum de volume et d'intensité.

De la voix de poitrine.

La voix de poitrine comprend les sons vocaux depuis les plus bas que puisse produire un larynx humain jusqu'à une certaine limite, variable pour chaque individu, ou ces sons présentent un changement de force et de timbre dû à une modification dans la longueur de l'anche qui les produit. Chez une basse profonde elle peut s'étendre de l'*ut*[1] au *mi*[3], chez un baryton du *sol*[1] au *sol*[3], chez un ténor de l'*ut*[2] à l'*ut*[4]. Mais ce sont là les voix exceptionnelles que l'on entend au théâtre; les voix plus communes perdent ordinairement les deux notes supérieures et une note inférieure et s'étendent la basse au *ré*[3], le baryton au *fa*[3] et le ténor au *la*[3].

La voix de poitrine que j'appellerai plus rationnellement premier registre de la voix, se forme uniquement par la vibration des cordes vocales inférieures dans toutes leur étendue, c'est-à-dire entre le thyroïde et les cartilages aryténoïdes. Au moment de la production d'un son quelconque du premier registre, il se produit préalablement l'occlusion de l'espace inter-aryténoïdien.

Voici quelles expériences j'ai faites pour conclure ainsi.

1re EXPÉRIENCE. — Au moyen d'un auto-laryngoscope, je regarde quelle configuration m'offre la glotte lorsque je produis le *sol*[1]. Je réitère plus de trente fois la même expérience et j'arrive toujours au même résultat que je représente dans la planche II, figure 1.

Les cordes vocales vibrent dans toute leur étendue et leurs vibrations sont appréciables à la vue ; la saillie mamelonnée de l'extrémité antérieure du cartilage aryténoïde s'accole complètement au cartilage voisin, de manière à avoir l'espace interaryténoïdien ou glotte respiratoire complètement fermé. Sans cela il est bien facile de prévoir qu'il se produirait une déperdition inutile de fluide gazeux. Car il est démontré que l'espace inter-aryténoïdien ne peut vibrer sous l'influence d'un courant d'air quelconque. Dès lors, si au moment de la production d'un son cet espace était entr'ouvert il y aurait une perte inutile d'air, qui ôterait au chanteur le moyen de prolonger le son autant que devrait le lui permettre le volume du fluide qu'il a emprisonné dans sa poitrine.

Avant de commencer mes expériences, j'étais déjà persuadé de trouver l'espace inter-aryténoïdien fermé dans l'acte de la phonation à quelque moment que je l'examinasse. Il n'en est pas de même dans le chuchotement où la glotte est parfaitement ouverte dans ses deux portions, et dans lequel les cordes vocales ne vibrent pas ; ce phénomène est la cause de l'impossibilité dans laquelle on est d'augmenter sensiblement la force du chuchotement.

2e EXPÉRIENCE. — Je produis ensuite alternativement le *sol*¹ et le *sol*², en regardant au laryngoscope la modification qui se fait dans la glotte. Les
cordes vocales vibrent encore dans toute leur longueur, l'espace inter-aryténoïdien est complètement fermé, seulement la tension est plus forte et
l'espace qui sépare chaque corde est plus étroit.

3e EXPÉRIENCE. — Je fais une gamme diatonique
du *sol*¹ au *sol*², en examinant toujours les modifications glottiques. Les cordes se tendent de plus en
plus avec la hauteur du son, et l'espace interligamenteux diminue aussi progressivement. Je représente dans la planche II, figure 2, l'aspect de la
glotte dans la note *sol*².

4e EXPÉRIENCE. — Continuant de même, je donne
le *sol*² puis le *sol*³ et j'observe que le même phénomène se reproduit : tension plus grande des cordes
vocales. L'espace interligamenteux devient linéaire
et les cartilages aryténoïdes sont fortement accolés.
Le larynx est sensiblement soulevé par la contraction des muscles sus-hyoïdiens.

5e EXPERIENCE. — Je fais de même une gamme
diatonique du *sol*² au *sol*³; comme pour la première
les modifications de tension des cordes et de diminution de l'espace interligamenteux se font d'une
manière progressive. Je représente, planche II, fi-

gure 3, l'état de la glotte dans la production du *sol*[3].

6º EXPÉRIENCE. — Je répète l'expérience en donnant alternativement le *sol*[3] puis le *sol*[4]. Mais à ce moment un tout autre phénomène se produit. Le premier registre, improprement appelé voix de poitrine, ne s'étendant pas chez moi jusqu'au *sol*[4], cette note se trouve émise dans le deuxième registre ou de fausset. Au lieu de sentir la contraction des muscles intrinsèques des sus et sous-hyoïdiens augmenter, il se produit subitement un grand relâchement; et les cordes vocales, s'accolant dans une grande partie de leur étendue, ne vibrent que dans leurs deux tiers antérieurs. (*Planche II, fig. 4.*)

Je réitère plus de cent fois cette expérience qui, toujours, me donne identiquement le même résultat. J'ajoute en passant que ce phénomène se produit toujours dans la tyrolienne.

7º EXPÉRIENCE. — Je fais ensuite, comme précédemment, une gamme diatonique du *sol*[3] au *sol*[4], tant que la contraction sans diminution de longueur est possible, j'obtiens comme dans la gamme du *sol*[2] au *sol*[3] le même phénomène d'accolement plus complet des aryténoïdes, d'élévation du larynx et de diminution de l'espace interligamenteux. Mais arrivé à l'*ut*[4] et quelquefois au *ré*[4], il se produit tout à coup une impossibilité d'augmenter la tension des rubans vocaux. Alors pour produire le ton supérieur, la nature a recours à une modification de l'anche musculaire, qui, donnant passage par sa diminution à un courant d'air plus petit et plus rapide, produira des vibrations plus courtes, plus nombreuses et par cela même permettra d'atteindre les notes plus élevées. Je répète de même cette expérience nombre de fois. Tantôt la modification glottique se produit au *si*³ ou a l'*ut*⁴ ou au *ré*⁴, mais toujours elle se produit de la même manière.

La note que j'émets alors n'a plus le même timbre, mais elle est susceptible d'acquérir une grande force presque pareille à celle que produirait un larynx de femme ou d'enfant. Elle a beaucoup de rapport comme timbre avec la même note produite par une femme ; la ressemblance peut être même assez grande pour donner le change complètement.

J'ai examiné sur plusieurs femmes le même *sol*⁴ et j'ai remarqué que comme forme et dimension la glotte chez elles était identiquement la même que la mienne lorsque je produisais le même son.

8ᵉ EXPÉRIENCE. — Je reproduis ensuite la même expérience en donnant successivement le *sol*⁴, puis le *sol*⁵, note qui représente les dernières limites auxquelles ma voix puisse atteindre, encore arrive-t-il souvent que pour la moindre fatigue je ne puisse atteindre que le *mi*⁵ ou le *fa*⁵. Je rentre alors dans le cas de la première ou de la deuxième gamme. La

glotte vibrante diminue de longueur par l'accolement progressif des cordes vocales, la tension des
cordes augmente et les sons me paraissent produits
par le même mécanisme que dans le premier registre,
seulement la glotte est de moitié moins longue
(*planche* II, *fig.* 5).

Je fais la quatrième gamme diatonique et j'observe l'accolement progressif des cordes vocales avec
la hauteur du son.

Ces expériences laryngoscopiques faites sur plusieurs autres personnes et contrôlées par mon collègue le docteur Martel me mènent à ces conclusions :

La voix humaine se divise en deux registres : le
premier registre dans lequel la glotte inter-aryténoïdienne étant fermée, les cordes vocales vibrent
dans toute leur longueur et qu'on appelle improprement voix de poitrine. Le deuxième registre dans
lequel la glotte inter-aryténoïdienne étant fermée,
les cordes vocales se trouvent accolées dans une
partie de leur étendue et vibrent dans une longueur
variable suivant la hauteur du son. Ce registre est
improprement appelé voix de tête ou de fausset.
Quant à la voix mixte, elle me paraît être formée
de la même manière que la voix de poitrine, car j'ai
constaté que la glotte ne changeait pas de forme
dans l'émission d'un son de cette nature, seulement

les vibrations sont adoucies, diminuées de force par l'art du chanteur.

Je ne saurais donc être de l'avis de Muller qui soutient que dans la voix de tête la portion ligamenteuse de la corde vocale vibre seule, tandis que dans la voix de poitrine la portion musculeuse vibrerait en même temps. Théorie que Donders soutient aussi.

Je ne pense pas non plus comme Fournié que la voix mixte soit une voix spéciale produite par une conformation spéciale aussi de la glotte. Pour moi, contrairement aux idées de Mandl, l'espace interaryténoïdien est toujours fermé au moment d'un son vocal quelconque. J'espère pouvoir continuer toutes ces expériences et ces recherches et les exposer dans un travail plus considérable, où je pourrai relater un grand nombre d'observations, que le cadre restreint de cette étude ne me permet pas d'enregistrer maintenant.

CHAPITRE IV.

De quelques termes musicaux. —
De l'exécution musicale.

Bien souvent on se sert en musique de termes spéciaux pour caractériser certaines modifications de la voix. Sans vouloir entrer dans de grands détails, il me paraît utile d'énumérer les plus usuels et de donner un exposé aussi clair que possible de leur signification, sur laquelle beaucoup de médecins ou de professeurs sont en désaccord.

La voix peut être considérée au point de vue de son *intensité*, de sa *hauteur*, de son *timbre* et de son *expression*.

L'intensité de la voix est caractérisée par l'amplitude de ses vibrations, qui varient suivant la force du sujet, la conformation de sa glotte et l'acoustique du lieu dans lequel il chante. De l'intensité dépend l'impression produite sur les auditeurs et la classification des voix. De deux ténors, par exemple, ayant la même échelle vocale, l'un, vu l'intensité de sa voix, portera le nom de fort ténor ou ténor de grand opéra ; c'est-à-dire qu'il pourra se faire entendre dans une grande salle et dominer un orchestre très-nombreux. L'autre, au contraire, sera ténor léger ou ténor d'opéra comique.; sa voix, plus souple, lui permettra de surmonter plus facilement les difficultés de la vocalisation. Il ne pourra se faire entendre que dans une salle plus petite et dominer un orchestre moins nombreux. Le ténorino sera celui dont la voix, quoi qu'ayant la même hauteur, ne sera pas assez forte pour atteindre les rôles du ténor léger, et qui sera réduit à un emploi de courte durée ou dans une salle plus petite encore : rôle du Chalet, de la Fille du Régiment, par exemple. La hauteur de la voix est produite par le nombre des vibrations. Elle varie suivant les sexes et l'âge des individus. La succession des sons musicaux produit des gammes.

On nomme échelle musicale la réunion de tous les sons appréciables à l'oreille.

Le son le plus bas perçu par l'oreille est égal à 16 vibrations simples par seconde et le plus élevé à 73,000 par seconde, comme Despretz l'a fait voir au moyen de son diapason.

Afin d'avoir un point de comparaison unique qui permette de se trouver d'accord sur toutes les notes qui ont entre elles un rapport constant, l'État a fixé, en France, la hauteur du la^3 à 870 vibrations simples par seconde et a nommé diapason normal l'instrument qui donne invariablement cette même note.

Le point de départ étant fixé, il est facile de constituer une série de diapasons donnant successivement les notes qui formeront une gamme en montant ou en descendant l'échelle musicale.

C'est ainsi que nous trouverons au moyen des formules sur les vibrations des cordes, que le $la^1 = 217$ vibrations et le $la^4 = 1740$. Le $sol^1 = 193$ vibrations. C'est la note que j'ai prise pour point de départ de mes expériences. Le $sol^5 = 3,100$ vibrations simples par seconde. Cette note est la dernière limite que puisse atteindre ma voix. La science n'a pas enregistré de voix de femme qui s'étendît au-delà.

Pour ce qui regarde le *timbre*, voir le chapitre VI.

La voix peut être aussi considérée au point de vue de son *expression* qui constitue le côté artistique du chant.

Pour acquérir cette qualité il faut avant tout que la voix soit bien *posée*. On appelle poser une voix lui donner, par l'exercice, la facilité de produire un son quelconque de ses deux registres pendant un temps déterminé sans altération de justesse et de timbre ; d'exécuter plus ou moins rapidement une *gamme* ou une *vocalise ;* en un mot, la briser aux difficultés des intonations et de la souplesse. Lorsqu'un chanteur a la voix bien posée, il est apte à commencer les études du *style* et de l'*expression*, et les difficultés les plus grandes sont vaincues pour lui. Tout chanteur, qui n'a pas la voix posée, chante *faux* car ses muscles ne sont pas assez exercés pour prendre la tension appropriée à chaque intervalle musical.

Le *style* et l'*expression* forment avec la *justesse*, les trois grandes qualités de l'art du chant.

Le *style* ne s'acquiert que par un travail prolongé, d'abord d'imitation ; ensuite il se continue par un travail purement personnel, dans lequel l'artiste est guidé par son goût, et le caractère du personnage qu'il représente. L'*expression* constitue la condition *sine quâ non* du style et comprend quatre parties : le *phrasé*, l'*accentuation*, la *nuance* et le *caractère*.

Le *phrasé* est l'observation complète de ce que j'appellerai la ponctuation musicale. Une composition quelconque de musique forme un tout complet dans lequel il y a, comme dans un discours, des divisions, des phrases, des périodes, des membres de phrases ou de périodes. Une phrase se compose d'une idée complète présentant un dessin mélodique ; une période est composée de plusieurs dessins formant un sens complet et déterminé. Souvent entre chaque période il y a des *silences* qui en indiquent facilement les limites ; d'autres fois il faut, pour les reconnaître, les analyser avec attention ; car leur commencement ou leur fin n'est indiqué par aucun signe musical. L'étude de l'harmonie favorise beaucoup l'exécutant en lui révélant jusque dans leurs moindres détails les idées du compositeur. Pour bien phraser, il faut faire sentir avec art le commencement, le développement et la fin des périodes et des membres de périodes.

L'*accentuation* consiste dans les inflexions particulières qu'on donne à certaines notes dans un morceau de musique pour lui donner du relief.

Elle comprend le *coulé*, ou liaison, qui indique qu'il faut soutenir le son d'une note à une autre ;

Le *point*, qui se place au-dessus ou au-dessous des notes et qui indique qu'on doit, au contraire, les détacher ;

Le *port de voix*, qui consiste à faire passer la voix d'un son à un autre en faisant entendre tous les intervalles musicaux qui les séparent ;

Les *nuances* sont les degrés de force par lesquels doit passer la voix, soit dans une phrase, soit dans un morceau entier. Comme pour l'accentuation, les nuances sont indiquées dans l'écriture musicale par des mots italiens placés soit au commencement, soit dans le cours du morceau. Elles doivent être fidèlement observées, car elles contribuent à exprimer exactement la pensée du compositeur.

Les nuances se résument dans le *son filé*. On appelle filer un son, l'émettre avec son minimum d'intensité, l'enfler jusqu'à son maximum et le ramener à son point de départ, sans altération de justesse ou de timbre. Dans l'exécution du son filé réside une des plus grandes difficultés de l'art vocal. Elle demande, pour être vaincue, que la glotte soit souple et que l'antagonisme des muscles du larynx soit suffisamment modifié par l'exercice, pour qu'ils obéissent facilement à la volonté du chanteur. C'est

vers ce but unique que tendent tous les exercices
de la pose de la voix.

Bien souvent les nuances ne sont pas toutes indiquées et sont laissées au sentiment de l'artiste,
qui doit se convaincre qu'elles sont pour la musique
ce que sont pour la peinture les oppositions de lu-
mières et le coloris.

Le *caractère* indique le genre d'expression qu'on
doit donner à un morceau. Il comprend toutes les
gradations de la pensée humaine, depuis les sentiments les plus doux jusqu'aux dernières limites de
la passion. Mais combien seront de peu de valeur
les indications du compositeur, si l'artiste n'est lui-
même inspiré, ému; s'il ne sent point profondé-
ment les émotions qu'il veut faire éprouver à celui
qui l'écoute! car alors l'expression sera dénaturée,
et le caractère incompris.

L'exécution musicale comprend encore les ornements de la phrase qui sont bien souvent laissés au
goût de l'artiste. Les ornements augmentent la
grâce et la vigueur d'un morceau. Je citerai l'*appogiature*, le *grupetto*, le *trille* et la *fioriture*.

L'*appogiature* est une note qui se place avant une
note principale au-dessus ou au-dessous : elle doit
être appuyée plus fortement que celle qui la suit.
Sa durée dépend du caractère du morceau; elle
l'emprunte toujours à la note principale.

Le *grupetto* est un groupe de trois ou quatre
notes, suivant ou précédant la note principale à

laquelle il emprunte aussi sa valeur. Il doit être rapide ou soutenu, suivant le caractère du morceau.

Le *trille* consiste à émettre alternativement et rapidement deux notes conjointes, c'est-à-dire qui se succèdent immédiatement.

Il comprend trois parties : la préparation, les battements et la terminaison. La préparation consiste à donner d'abord deux ou trois battements moins rapides pour établir le trille et préparer le larynx à ce mouvement de contraction et de relâchement. Vient ensuite le trille lui-même qui se termine par un grupetto ou de petites notes indiquées par le compositeur.

La *floriture* est un trait que l'exécutant introduit quelquefois pendant une suspension de mesure qui s'indique par un point d'orgue. Ordinairement noté par le compositeur, le trait est souvent modifié par l'artiste qui met en relief les qualités qu'il possède ou les difficultés vaincues. Il n'est jamais mesuré; c'est au goût de l'exécutant d'en déterminer le mouvement et l'expression.

Tels sont les principaux termes de l'exécution, qu'on trouvera exposés plus en détails dans la théorie de la musique de M. Danhauser, professeur au Conservatoire de Paris. Je ne pourrais mieux terminer ce chapitre, qui s'éloigne un peu de la partie médicale de mon sujet, qu'en citant un passage du fameux Baillot, professeur de violon, qui s'exprime

en ces termes, en parlant du génie d'exécution :
« C'est lui qui saisit d'un coup d'œil les différents
caractères de la musique ; qui, par une inspiration
soudaine, s'identifie avec le génie du compositeur,
le suit dans toutes ses intentions et les fait connaître avec autant de facilité que de précision ; qui
va jusqu'à pressentir les effets pour les faire briller
avec plus d'éclat ; qui sait joindre la grâce au sentiment, la naïveté à la grâce, la force à la douceur, et
marquer toutes les nuances qui déterminent les oppositions, passer tout à coup à une expression diffé-
rente, se plier à tous les styles, à tous les accents ;
faire sentir sans affectation les passages les plus
saillants, jeter un voile adroit sur les plus vul-
gaires, se pénétrer du génie d'un morceau jusqu'à
lui prêter des charmes que rien n'indique, aller
même jusqu'à créer des effets que l'auteur aban-
donne souvent à l'instinct ; tout traduire, tout
animer, faire passer dans l'âme de l'auditeur le sentiment que le compositeur avait dans la sienne :
faire revivre les grands génies des siècles passés,
et rendre enfin leurs sublimes accents avec l'en-
thousiasme qui convient à ce langage noble et tou-
chant qu'on a si bien nommé ainsi que la poésie, le
langage des Dieux.

CHAPITRE V.

De la respiration au point de vue du chant.

La respiration, qui est un des actes principaux de l'art du chanteur, s'effectue, comme tout le monde le sait, aux moyens de la cage thoracique, agissant comme soufflet, et du poumon comme réservoir.

Elle comprend deux actes essentiels qui ont chacun une grande importance dans l'art vocal ; l'inspiration et l'expiration qui nous occuperont quelques instants.

D'abord, en quoi l'acte respiratoire influe-t-il sur la production des sons glottiques ?

Agent indispensable de toute vibration sonore des cordes vocales, l'air vient les frapper à son entrée et à sa sortie des poumons. Suivant l'état de contraction ou de relâchement des cordes vocales, suivant la régularité ou l'irrégularité des mouvements respiratoires, nous aurons un son régulier ou irrégulier.

Supposons un instant que nous ayons affaire à un son musical régulier : il nous faudra admettre que l'acte respiratoire s'est effectué d'une manière normale et calme, c'est-à-dire que l'air sera venu mettre en vibration les cordes vocales après une réplétion suffisante des poumons.

Si l'inspiration a été calme et profonde, l'expiration sera régulière, prolongée, et nous obtiendrons un son vibrant, soutenu, prolongé. Si au contraire l'inspiration a été brusque, trop rapide et incomplète, la cage thoracique, mal dilatée, reviendra sur elle-même d'une manière défectueuse. Les cordes vocales, irritées par une trop brusque inspiration, se contracteront d'une manière incomplète ou non uniforme, se congestionneront même, et nous obtiendrons un son court, inégal, manquant de force, de timbre et de justesse. En un mot, pour me servir d'un terme musical, la voix sera mal assise, mal posée.

Comment donc devra se faire l'acte repiratoire ? Examinons d'abord les différents modes respiratoires. On en admet généralement trois. J'y joindrai un quatrième mode qui est une modification du troisième et qui présente une grande importance pour le chant. Ils dépendent tous des modifications des diamètres de la poitrine : vertical, antéro-postérieur, transversal.

Suivant la prédominance de l'augmentation de l'un de ces diamètres, nous aurons une respiration à *type thoraco-diaphragmatique* ou *abdominale, thoraco-claviculaire* ou *simplement thoracique*, et *hypochondro-costale* ou *latérale*. Mais ce dernier type peut se diviser en deux, car il peut être simple ou double, comme nous allons le voir.

Dans le type thoraco-diaphragmatique, le diaphragme est le principal agent ; il repousse les viscères abdominaux en bas et en avant le tronc est im-

mobilisé, la respiration est ample, et la cavité thoracique présente son plus grand développement. Dans
le type thoraco-claviculaire ou thoracique, le diaphragme au contraire ne fonctionne presque pas;
les muscles abdominaux sont contractés; l'abdo-
men est rétracté; les côtes s'élèvent, particulièrement les supérieures, et le diamètre antéro-postérieur se trouve de beaucoup le plus augmenté.

Dans le type hypochondro-costale complet ou
double, la respiration se fait par les parties latérales
et inférieures de la poitrine, supérieures de l'ab-
domen; la plus grande ampliation de la poitrine se
fait dans le sens latéral. Les côtes inférieures sont
relevées ainsi que les fausses côtes, le diaphragme
est, sinon immobile, du moins un peu repoussé en
bas. Mais le sommet du thorax reste immobile.

La respiration se passe ainsi lorsque le sujet qui
respire est dans la station verticale, le tronc répo-
sant également sur les deux os iliaques et les deux
jambes. Mais s'il s'incline d'un côté ou d'un autre,
prenant un point d'appui presque uniquement sur
une jambe, dans la position du défi par exemple, il se
passe une modification dans l'acte respiratoire qui
mérite d'être citée.

En effet, je suppose que le sujet se porte presque
totalement sur la jambe droite, la hanche droite
plus saillante, le tronc par conséquent considérablement incliné sur le côté droit. Il se produit une
immobilisation à peu près complète du côté droit de

la poitrine, dont le jeu musculaire est pour ainsi dire paralysé.

L'acte respiratoire se passe presque complètement dans le côté opposé, qui présente une mensuration beaucoup plus considérable. J'ai expérimenté sur une douzaine de personnes, et les mensurations que j'ai obtenues m'ont donné une différence qui a varié de 3 à 6 centimètres entre les deux côtés du thorax. Cette inclinaison du tronc sur le bassin a un inconvénient sérieux, en ce qu'il diminue notablement la quantité d'air introduite dans les poumons et ne met en jeu que le poumon opposé.

Pour se convaincre de la vérité de cette observation, il suffit de faire une forte inspiration, le tronc étant fortement incliné; et, dès qu'il n'est plus possible de l'augmenter dans cette position, redresser le tronc en continuant l'effort inspirateur; une quantité considérable d'air s'introduit alors dans la poitrine, et les deux côtés du thorax prennent une mensuration égale.

C'est ce type respiratoire qu'emploie la personne qui, étant assise devant une table, s'accoude fortement à droite ou à gauche. Je lui donnerai le nom de respiration *hypochondro-costale uni-latérale*.

De ces quatre types respiratoires un seul est bon pour le chanteur, c'est le type thoraco-abdominal, car seul il donne à la respiration les qualités nécessaires que nous allons passer en revue.

L'inspiration d'un chanteur doit être *calme, ample, prolongée, silencieuse.*

Calme, afin de ne pas ébranler violemment les cordes vocales et de ne pas produire à la longue un rhythme désordonné, l'essoufflement.

Ample, afin que, toutes les vésicules pulmonaires étant également développées et en contact avec l'oxygène de l'air, l'acte chimique de la respiration puisse s'effectuer dans les meilleures conditions endosmotiques.

Longue ou prolongée, afin que ces actes se succédant d'une manière uniforme et graduelle, ils puissent se reproduire longtemps sans fatigue pour les organes qui sont en jeu.

Enfin, l'inspiration devra être silencieuse, car le frôlement ou la mise en vibration des cordes vocales par l'air, à son entrée dans les poumons, devient un travail perdu, une cause d'irritation, de fatigue, qui mène à la longue au catarrhe chronique des cordes vocales, et de la glotte tout entière, provoque le chevrotement, et fait rapidement perdre à la voix sa fraîcheur. On remédiera sûrement à ce défaut en supprimant toute contraction pendant l'inspiration et laissant la glotte s'ouvrir largement.

Je ne saurais trop appeler l'attention de ceux qui s'occupent de la voix et de son traitement sur cette question de l'inspiration, qui me paraît être pour le chanteur de la plus haute importance.

Vacher.   4

Après l'inspiration, un léger temps d'arrêt sera nécessaire pour préparer la glotte par l'occlusion préalable à entrèr en vibrations. Arrêt pendant lequel les poumons, revenant sur eux-mêmes ainsi que la cage thoracique, seront prêts à fournir, par une compression graduelle, l'air nécessaire à la durée et à la force du son à produire.

L'expiration sera modifiée suivant le goût du chanteur et le sentiment à exprimer ; tantôt rapide, tantôt soutenue et modérée, elle donnera à la voix toutes les nuances de la force, de la durée, de l'éclat et de la douceur.

En un mot, si nous avons comparé la glotte à une anche et le poumon à un soufflet, nous devrons sans cesse avoir dans l'esprit cette vérité que toute modification morbide du soufflet entraîne forcément une modification du courant d'air et, par contre, de la voix. Que toute altération de l'anche entraîne l'altération du son musical, soit comme hauteur, soit comme timbre. Donc, en face d'une affection quelconque de la voix, on devra d'abord interroger les poumons, d'où bien souvent vient le mal ; puis procéder à l'examen laryngoscopique, qui seul peut révéler ce que l'auscultation aura pu laisser d'obscur ou d'incertain.

CHAPITRE VI.

Du timbre et des résonnateurs.

Toutes les voix se distinguent les unes des autres par leur timbre. Longtemps on a cru que le son était simple, c'est-à-dire formé d'un certain nombre de vibrations simples produisant une sensation unique sur la membrane du tympan. Mais, depuis Biot, qui, le premier, a soupçonné que le son vocal n'était que l'ensemble de plusieurs formes de vibrations constituant des harmoniques, et surtout depuis les remarquables travaux de Tyndall, de Kœnig, et de Helmholtz, on admet que le son se compose de vibrations du son fondamental, et de ses harmoniques. Les premiers harmoniques les plus faciles à percevoir sont: l'octave du son fondamental; la quinte de cette octave; la seconde octave au-dessus; et la tierce de cette octave. Ils représentent une série de sons, dont les vibrations sont 2,3,4,5 fois le nombre des vibrations du son fondamental.

Si je prends par exemple ut^2 pour son fondamental, j'entendrai les harmoniques ut^3, sol^3, ut^4, mi^4, etc.

Les premiers harmoniques les plus faciles à percevoir par l'oreille ne donnent donc que des ac-

cords; les plus élevés seuls forment des disso-
nances.

On peut faire l'analyse des harmoniques, par l'o-
reille, par la résonnance, ou par les flammes manométriques.

Il est presque impossible à l'oreille la plus exer-
cée de percevoir directement les harmoniques de la
voix; pour les instruments, surtout les instruments
à cordes, c'est plus facile.

Pour analyser la hauteur d'un son quelconque,
on peut employer le moyen de la résonnance par
l'influence.

Soit, par exemple, un piano dont les étouffoirs
sont soulevés par la pédale forte; si l'on chante une
note quelconque devant la caisse de piano, toutes
les cordes du piano qui présenteront la même hauteur se mettront à résonner. Mais si on s'écarte de
cette note, immédiatement la vibration cesse ou
diminue beaucoup. Dans cette expérience, c'est l'air
qui transmet ses vibrations aux cordes.

C'est à M. Helmholtz qu'on doit cette connaissance, que la plupart des sons regardés comme
simples sont composés. Il s'est servi, pour sa démon-
stration, de sphères creuses de cuivre, à deux ouvertures placées aux extrémités du même diamètre.
L'une des ouvertures a des bords coupés droits, et
communique avec l'air; l'autre, munie d'un petit
tube, peut s'introduire dans l'oreille, de sorte que la
membrane du tympan fait l'office d'une membrane

élastique. Nous savons en effet, qu'une membrane, qui bouche le fond d'un vase, peut entrer en vibration sous l'influence, non-seulement des sons composés de même hauteur que ceux qu'il produirait lui-même, mais aussi de ceux qui comprennent, parmi leurs harmoniques, le son propre de la membrane. Dans les résonnateurs d'Helmholtz le son fondamental de la sphère est renforcé par le phénomène de l'influence. L'oreille qui est en communication avec l'air perçoit directement le son renforcé. Mais, si on bouche une oreille, et qu'on mette à l'autre un résonnateur, les sons émis dans le voisinage sont plus étouffés, à moins que ce ne soit le son propre du résonnateur qui éclate avec une grande force dans l'intérieur de l'oreille. Si on fait ainsi vibrer une série de résonnateurs, on arrivera facilement à distinguer un son faible parmi d'autres plus forts. S'il fait partie des harmoniques d'un son émis, on l'entend, mais moins fort.

Kœnig au moyen de ses flammes manométriques a rendu visibles les harmoniques.

Voici comment il pratique son expérience. Une boîte métallique, divisée en deux compartiments par une membrane mince de caoutchouc, porte d'un côté un bec de gaz et un robinet avec un tuyau qui amène le gaz; de l'autre un second tuyau muni d'un pavillon par lequel on fait arriver le son. A chaque ondulation de l'air, la membrane de caoutchouc cède aux condensations et aux raréfactions du fluide, et transmet ces condensations et ces raréfactions au gaz qui donne des flammes tantôt allongées, tantôt raccourcies.

Pour rendre plus visibles ces vibrations, on place à côté un miroir à quatre faces, sur lequel elles se reproduisent et qu'on fait tourner sur lui-même.

Kœnig a modifié la méthode de Helmholtz, pour arriver à connaître les harmoniques des sons. Il est arrivé à rendre visibles les vibrations des résonnateurs en utilisant leur action sur la flamme des gaz. Huit de ces résonnateurs, munis de l'appareil aux flammes, sont choisis de manière à donner l'ut^2, ut^3, sol^3; ut^4, mi^4; le sol^4, le son 7 et l'ut^5. On les dispose verticalement, l'un au-dessus de l'autre, sur un même support.

On produit, dans le voisinage, le son ut^1, de manière à ce que ses vibrations atteignent également tous les résonnateurs, Il suffit alors de noter à quels résonnateurs correspondent les flammes vacillantes, à quels résonnateurs appartiennent les flammes immobiles. Les premiers indiquent à l'oreille quels sont les harmoniques qui s'ajoutent au son principal.

Pour rendre le phénomène plus visible, on se sert aussi de ce miroir plan à 4 faces, qui tourne sur son axe et présente continuellement l'image des flammes, soit mobiles, soit vacillantes.

Cette méthode a donné les résultats suivants :
1° Les sons, donnés par un instrument de musique,

ne sont jamais simples; 2° Un son composé n'a un caractère musical véritable que s'il résulte de la combinaison de sons élémentaires ayant entre eux un rapport simple.

3° Si ce rapport est quelconque, l'oreille ne distingue qu'un bruit vague, dont il lui est impossible de fixer la hauteur.

Quand les sons élémentaires représentent les harmoniques du plus grave, l'oreille ne perçoit qu'un seul son, dont la hauteur est celle du son fondamental, et dont le timbre dépend de la nature et des intensités relatives des harmoniques surajoutés ; 4° Ce sont, en général, les 6 ou 8 premiers harmoniques seulement qui, par leur union, dans des proportions très-diverses, avec le son fondamental, fournissent cette grande variété de timbres que perçoit le sens de l'ouïe ; 5° Quand la voix humaine donne une note musicale, en articulant successivement les différentes voyelles, on reconnaît, qu'à chacune des voyelles, prononcées au moment de l'émission du son fondamental, correspond un système particulier d'harmoniques; ces systèmes diffèrent les uns des autres par la nature et les intensités des sons élémentaires.

M. Helmholtz a étudié de cette façon des timbres très-variés de voix humaine. Il a reconnu qu'en faisant résonner le diapason le plus grave, le 1er et et le 2e harmonique, on avait le timbre de la diphtongue *ou*. On produit *o* en affaiblissant un peu le son fondamental, les harmoniques 1, 2 et 4, et, faisant sonner fortement le 3ᵉ. Il a fait ces expériences pour toutes les voyelles, mais il m'est impossible de toutes les relater ici.

Toutes ces découvertes ont prouvé que les différences du timbre d'un son musical dépendent uniquement du nombre et de l'intensité des sons partiels qui le constituent. C'est ce qui explique le nombre infini des nuances que la voix peut affecter suivant les individus. Or, ces modifications tiennent exclusivement aux conditions de résonnance que les sons trouvent dans leur parcours, depuis l'anche qui les produit jnsqu'à l'oreille. Les conditions de ce parcours sont variées à l'infini, et dépendent de la cavité du larynx lui-même au-dessus des cordes vocales inférieures, des ventricules de Morgagni, des cordes vocales supérieures, de l'espace sus-glottique, de la position de l'épiglotte, de la cavité pharyngo-laryngée, des fosses nasales, de la voûte platine, des lèvres, etc. Il est donc facile de comprendre combien le timbre de la voix peut changer, puisque la nature affecte dans chaque individu des modifications particulières de chacune de ces parties.

Le timbre sera modifié aussi par la direction qu'on donnera à la colonne d'air après sa sortie de la glotte. On peut la diriger dans les fosses nasales, contre la voûte palatine, contre l'arcade dentaire supérieure.

La voix sera alors nasonnée, gutturale, sourde, claire ou blanche.

Lorsque la voix produit les voyelles *a*, *e*, *i*, elle est ordinairement claire, c'est-à-dire que, la langue projetée en avant, le courant d'air dirigé directement contre l'orifice buccal antérieur, ne résonnant presque pas dans le pharynx et contre le voile du palais, produit une impression pénible à l'oreille en même temps que la voix prend un timbre criard ; pour les voyelles *o* et *u*, la diphthongue *ou*, elle devient sombrée, c'est-à-dire que la langue rétractée en arrière, le courant d'air, dirigé contre le voile du palais, résonnant dans tout le pharynx et même dans l'arrière-cavité des fosses nasales, produit à l'oreille une impression plus douce, et que la voix prend un timbre plus sonore qui s'harmonise mieux avec les sentiments que l'artiste veut exprimer. Cependant, suivant la direction du courant d'air, on pourra modifier le timbre de ces sons et les donner tous en voix sombrée ou en voix blanche. La voix la plus harmonieuse est celle qui tient un juste milieu entre ces deux timbres et tend un peu à sombrer les sons les plus élevés.

L'art du chanteur consiste à varier le timbre de sa voix, suivant la pensée qu'il veut produire : tantôt claire et légère, elle exprime une pensée riante et gracieuse, tantôt sombrée et dramatique, elle nous transmet un sentiment triste ou religieux.

CHAPITRE VII.

Des registres, de leur étendue, des notes qu'ils ont de communes.

Comme nous l'avons vu précédemment, la voix de l'homme se compose de deux registres, variables dans leur étendue respective et dans la place qu'ils occupent dans l'échelle musicale. Je vais essayer de tirer de ces notions une nouvelle connaissance, qui me paraît venir complètement à l'appui de la théorie que je soutiens, à savoir : que, dans le registre supérieur de la voix, la corde vocale vibre dans toute son épaisseur, aussi bien que dans le premier registre.

Les notes, comme nous le savons, sont formées de deux manières : ou par une glotte longue et très-tendue, ou par une glotte courte et peu tendue C'est ce qui explique pourquoi nous pouvons émettre dans les deux registres certains sons qui appartiennent à leurs limites respectives. Par exemple, si je prends le *sol*^{3}, qui appartient aux dernières notes élevées du premier registre du ténor, il me sera possible d'émettre ce même son dans le registre de tête ou de fausset, mais il fera partie de ses notes les plus basses.

Dans le premier cas, la glotte, fortement tendue, aura vibré dans toute sa longueur ; dans le second cas, au contraire, la glotte, très-relâchée, mais ac-

colée dans une partie de sa longueur, aura vibré
dans un espace beaucoup plus court.

Essayons maintenant d'émettre ce même *sol*[3] en
voix de fausset, de l'enfler progressivement, sans
altération de hauteur ni de timbre, sans soubre-
sauts appréciables à l'oreille, de le continuer dans
le premier registre et de le terminer en revenant à
la voix de fausset ; le passage d'un registre à l'autre se faisant, bien entendu, par des transitions ab-
solument insensibles. Pour arriver à ce résultat
qu'un long exercice peut seul donner, il aura fallu
que la glotte, d'abord rétrécie, s'allonge, et que,
pour obvier à cet allongement, elle augmente de
tension ; ensuite, pour revenir au point de départ,
elle subit les mêmes transformations en sens inverse, c'est-à-dire, diminue de tension en dimi-
nuant de longueur. L'examen laryngoscopique
donne parfaitement la preuve de cette modification
glottique.

Pour l'émission du *sol*[3] en voix de fausset, sa
continuation en voix de poitrine et son retour en
voix de fausset, la glotte vibrante s'allonge ou se
rétrécit de 2 ou 3 millimètres. J'ai répété nombre
de fois cette expérience qui me paraît concluante et
me confirme dans l'idée que, dans la voix de tête
comme dans la voix de poitrine, les cordes vocales
vibrent dans toute leur épaisseur, et que ce n'est
pas seulement le ligament qui vibre dans le second
registre. En effet, dans la voix de poitrine, tout le

monde admet, que la glotte vibre dans toute son épaisseur, or, si j'arrive à maintenir le son sans aucune altération et à la continuer en voix de tête, j'aurai toujours la glotte vibrant de même, car sans cela, il y aurait une altération du son au moment où le muscle thyro-aryténoïdien cesserait d'entrer en jeu, ou dans l'action inverse ; au moment où il commencerait à entrer en action, et la glotte ne pourrait subir ce raccourcissement ou cet allongement que l'examen laryngoscopique nous révèle.

Ce phénomène ne peut se produire que pour quelques notes tout à fait voisines des deux registres, car plus haut ou plus bas, il ne peut plus y avoir équilibre entre la longueur de la glotte et la tension nécessaire pour produire des sons identiques dans les deux régistres.

La limite de chaque registre varie, comme je l'ai dit, avec chaque individu ; aussi, il me paraît bien difficile de fixer une barrière entre les deux. On peut du reste, par l'exercice, étendre un registre et le faire empiéter sur plusieurs notes de l'autre ; chez le ténor, par exemple, le premier registre peut aller jusqu'à l'ut^4 et le second registre descendre jusqu'au mi^3, ce qui leur donnerait 6 notes de communes.

Je n'ai point parlé de la voix de femme dans le courant de cette étude, car mes expériences n'ont pas encore porté sur ce sujet, mais ce qu'il n'est permis à personne d'ignorer. c'est que le premier registre chez elle est de courte étendue, tandis que le second s'élève très-haut et peut compter deux gammes à lui seul dans son parcours. La voix de femme peut s'étendre de fa^2 au fa^5. Le premier registre comprend du fa^2 au fa^3 et le deuxième du fa^3 au fa^5, que seules les voix exceptionnelles peuvent atteindre.

CONCLUSIONS.

En terminant ce court exposé de mes recherches, qu'il me soit permis de résumer en ces quelques lignes les conclusions que je puis en tirer.

I. — La voix humaine, éminemment variable comme intensité, comme hauteur, comme timbre et comme étendue, prend naissance uniquement dans la glotte par la vibration des cordes vocales dans *toute leur épaisseur*.

II. — La hauteur du son étant acquise, le timbre s'en trouve modifié par toutes les parties supérieures de l'appareil respiratoire qui influent sur la production de tels ou tels harmoniques.

III. — La voix humaine ne comprend que deux régistres d'étendue variable.

IV. — Dans le premier registre les cordes vocales vibrent dans toute leur étendue et toute leur épaisseur; l'espace inter-aryténoïdien est complètement fermé.

V. — Dans le deuxième registre, l'espace inter-aryténoïdien est toujours fermé, mais les cordes vocales ne vibrent que dans une plus petite portion de leur étendue, quoique vibrant encore dans toute leur épaisseur.

J'espère que je pourrai continuer sérieusement les travaux que j'ai entrepris sur ce sujet si attrayant et si fertile, je m'estimerai heureux si je puis produire bientôt d'autres expériences et d'autres preuves à l'appui de la théorie que je soutiens.

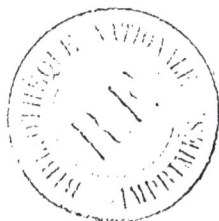

Fig.1.

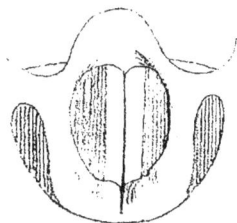

Fig.2.

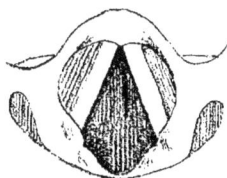

Fig.3

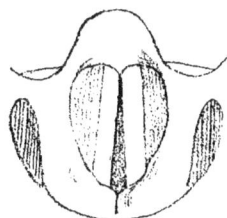

Fig.4.

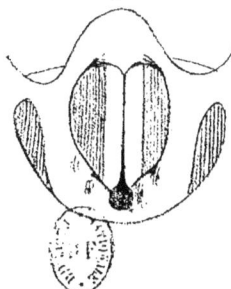

Charvot del et lith.   *D.ʳ Louis Vacher*

Fig.1.   Glotte complètement fermée
Fig.2.   Glotte complètement ouverte
Fig.3.   Glotte vocale ouverte seule
Fig.4.   Glotte respiratoire ouverte seule

IMP. BECQUET PARIS.

Fig.1

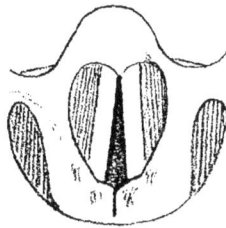

Fig.4.

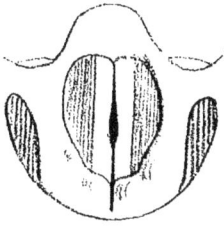

Fig.2.

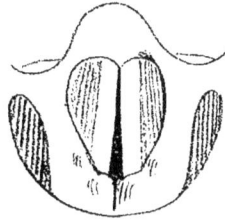

Fig.5

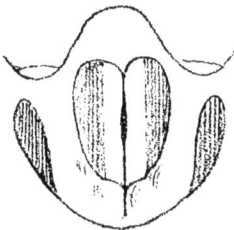

Fig.3

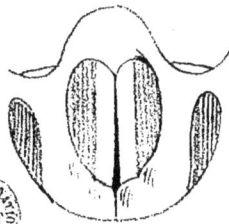

Dr Louis Vacher.

Fig.1.   Aspect de la glotte dans le sol[1]
Fig.2.   Aspect de la glotte dans le sol[2]
Fig.3.   Aspect de la glotte dans le sol[3]
Fig.4.   Aspect de la glotte dans le sol[4]
Fig.5.   Aspect de la glotte dans le sol[5]

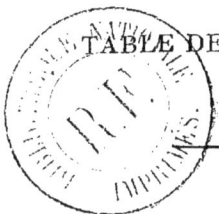

TABLE DES MATIÈRES

A. PARENT, imprimeur de la Faculté de Médecine, rue Mr.-le-Prince, 3

www.ingramcontent.com/pod-product-compliance
Lightning Source LLC
Chambersburg PA
CBHW070821210326
41520CB00011B/2054